# 치매 걸린 뇌도 좋아지는 두뇌 체조

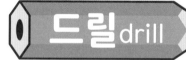

**드릴 drill**

드릴: 학습법의 하나. 반복 연습에 의해 지식 · 기술을 이해하며 습득하는 일

**가와시마 류타(川島隆太)** 지음
▶ 도호쿠대학가령연구소 소장 / 뇌과학자

**이주관 오시연** 옮김

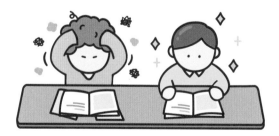

청홍

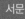

# '학습'의 힘이 치매를 방지한다

지금 가장 걸리고 싶지 않은 병.

그건 바로 '치매'다.

뇌세포가 죽거나 활동이 둔화되어 일어나는 이 병은 '건망증'이라는 사소한 증세에서 출발한다.

2층으로 계단을 올라갔는데, 막상 뭐 하러 왔는지 생각나지 않는다. 오늘 아침, 집 앞에서 수다를 떨었던 이웃이 누구였는지 모르겠다. 집에 있는 물건을 또 사버렸다. 항상 이용하는 지하철역으로 가는데, 갑자기 길이 생각나지 않아 헤맨다.

이런 식으로 증상은 단계를 밟아가며 심해진다.

사물을 판단하기 힘들고 시간 관리가 잘 안되며 감정을 잘 표현하지 못하게 된다. 마지막에는 자신이 처한 현실을 전혀 인식하지 못한다. 예전에는 약으로 증상을 늦추는 것이 유일한 방법이어서 '한 번 걸리면 끝'이라고들 여겼다.

그러나 치매에 관한 연구가 한창인 지금은 상황이 달라졌다. 치매 증상을 눈에 띄게 개선하는 비(非)약물요법이 존재한다. 그중 하나가 저자가 개발한 '두뇌 트레이닝'이다. 도호쿠(東北)대학교 교수인 나와 구몬교육연구회 학습요법센터가 공동 개발한 학습요법이다.

**학습요법은 이미 국내외에서 치매 환자의 증상 개선에 효과적이라고 다수 인정되었다.** 지금까지 10만 명이 넘는 환자와 가족이 이 요법을 통해 '대화가 가능해졌다' '기저귀가 필요 없어졌다' 등 뇌 기능이 유지되거나 향상되었다는 소감을 전하고 있다.

# 계산과 암기가 뇌를 되살린다

학습요법이라고 해서 어려운 일을 하는 게 아니다.

실제로는 단순 작업을 반복하는 것이 전부다. 주로 한 자릿수 계산과 한글이나 알파벳 같은 단순한 기호를 암기한다.

"그렇게 간단한 작업으로 정말 뇌가 단련된다고?"

이렇게 불안해하는 사람도 있는데 안심해도 된다.

뇌과학 연구에 따르면 뇌는 어려운 작업을 할 때 별로 활동하지 않는다는 사실이 밝혀졌다. 오히려 치매 예방에 효과적이어서 많이 써야 하는 부위인 전두전야(前頭前野)는 간단한 작업을 할 때 활발하게 움직인다고 입증되었다.

단순 계산을 반복함으로써 두뇌 회전(정보처리 속도)이 빨라지고 일시적인 기억 작업을 반복하다 보면 '두뇌 서랍'(작업영역)이 커진다. 그뿐이 아니다. '계산'과 '암기'가 뇌에 주는 좋은 영향은 또 있다.

- 깜빡 실수를 없애는 **주의력**
- 돌발적 언동을 삼가는 **억제 기능**
- 상대방의 마음을 헤아리는 **상상력**
- 이치를 따져서 생각하는 **논리적 사고력**
- 일상생활을 할 수 있는 **기억력**
- 눈앞의 일에 흥미를 갖는 **집중력**

뇌 본래의 다양한 기능을 회복하기 때문에 전반적으로 유연하게 생각하며 침착하게 생활할 수 있게 된다.

# 1일 10분! 무조건 빨리 풀자

여기까지 이야기한 '학습요법(學習療法)'의 뛰어난 효과를 얻는 방법은 딱 하나다.

**문제를 무조건 빨리 푸는 것이다.**

찬찬히 생각하며 풀면 설령 정답을 맞혔다 해도 뇌의 쇠퇴 현상을 예방하는 두뇌 체조가 되지 않는다. 자신의 한계속도에 도전해야만 뇌의 정보처리 속도가 올라가기 때문이다.

뇌의 활동을 향상하려면 간단한 일을 척척 해나가야 한다. **계산이나 기억의 정확성보다는 '푸는 속도'가 중요하다는 말이다.**

모든 문제에서 현재 내가 풀 수 있는 한계속도에 도전해보자. 상당한 노력이 필요하므로 1일에 10분만 투자하기로 하자.

이때 '많이 풀수록 좋겠지!'라고 생각하기 쉬운데, 이것은 큰 착각이다. 두뇌 트레이닝은 단기 집중, 속도전이다. 아무리 길게 해도 15분이 한계다.

더 많이 하고 싶다는 긍정적인 생각은 매일 반드시 하는 것으로 대체하자. 2~3일에 한 번이나 어쩌다 마음이 내킬 때 하면 두뇌 트레이닝 효과를 기대할 수 없다.

정해진 시간은 없다. 아침, 낮, 밤, 언제든지 괜찮다. 일단 매일 드릴을 하자.

정해진 시간이나 하루 일정을 관리하는 것도 두뇌 체조다. 그러니 규칙을 세워 지키도록 하자.

# 회전 속도와 기억력,
# 이 2가지 체조가 뇌를 단련한다

이 책은 두뇌 체조를 실천할 수 있게끔 제1장에서 제3장을 '드릴편'으로 할애했다. 문제는 초급 · 중급 · 고급으로 난이도가 나뉘어 있으며, 수준에 맞춰서 실행하게 되어 있다. '약간 어렵다'고 느끼는 수준을 골라 시작하면 된다.

어느 문제부터 시작해도 상관없지만 **간단한 계산을 중심으로 한 '회전 속도'와 암기를 중심으로 한 '기억력', 이 2종류는 반드시 매일 하자.**

치매를 예방하려면 뇌의 전두전야가 활발하게 움직여야 한다. 전두전야는 숫자나 문자 같은 기호를 처리할 때 활성화된다는 연구 결과가 나왔다.

그런데 그 부위가 활성화되기만 해서는 뇌 기능에 변화가 일어나지 않는다. 문자와 기호를 접하게 해서 활성화한 다음, 회전 속도와 기억력을 단련해야 비로소 우리 뇌는 새로 태어난다.

그러므로 정확함보다 무조건 빨리 푸는 것을 목적으로 해야 한다.

또 중급과 고급에는 충동적인 언행을 방지하는 '행동 제어' 기능과 문제와 주위 상황을 파악하는 데, 필요한 '공간 인지' 기능을 향상하는 문제도 나온다. 뇌 전체를 균형 있게 발달시키기 위해 집어넣었다.

문제를 푼 다음 답과 맞춰볼 필요는 없으므로 해답은 필요 최소한도로만 게재했다. 틀려도 되기 때문이다.

**그래도 정답을 꼭 알아야겠다는 분은 계산기나 주판으로 스스로 답을 찾아보기 바란다.**

그것도 일종의 두뇌 트레이닝이기 때문이다!

자, 지금 당장 시작하자.

# 서문

 제 **1** 장 두뇌 체조 드릴 초급편

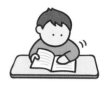

 제**2**장 두뇌 체조 드릴 중급편

제 3 장 두뇌 체조 드릴 고급편

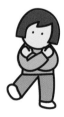

# 제4장 어디가 어떻게 다를까? 뇌가 '반짝반짝'한 사람과 '쪼글쪼글'한 사람

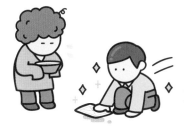

※ 커버에 언급된 '10만 명'은 가와시마 류타 교수의 연구를 근거로 설립된 구몬학습요법센터에서 2004~2014년 동안 학습요법을 실천한 사람들의 누계 명수입니다.

# 이 책 의 사 용 방 법

## ① 초급부터 시작
쉬워졌다고 느낄 때
중급 ➡ 고급 순으로 진행한다.

## ② 정답을 신경 쓰지 말고 무조건 빨리 푼다.

## ③ 하루 10~15분은 한다.

## ④ 매일 계속한다.

이 책은 '기입' 형식이다. 직접 연필로 쓰고 그때마다 지우개로 지워가며 사용해도 되고, 해답용지나 공책을 별도로 준비하거나 복사해서 사용해도 된다. 자신이 편한 방법을 고르자. 시계나 스톱워치를 준비해 시간을 재가며 하자.

'문제를 푸는 데 걸린 시간'과 '푼 문제 수'는 기록하는 것이 좋다. 시간이 지나면 두뇌 트레이닝 효과가 나타나 숫자에 변화가 보이기 때문이다. 일시적으로 '정체 시기'가 와도 포기하지 않고 계속하면, 다시 급격히 빨라지는 시기가 올 것이다.

제 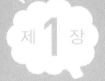 장

# 두뇌 체조 드릴

## 초 급 편

간단한 계산과 암기를 반복해,
뇌를 많이 사용하자.

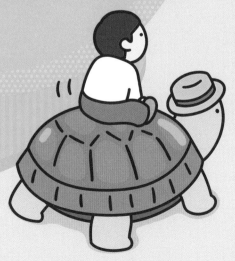

# 회전 속도 드릴 ①

**옆에 있는 숫자를 더한다.**

정답을 두 숫자의 아래쪽에 적어보자.

**정확함보다 최대한 빨리 푸는 데** 집중한다.

목표 시간 1분

예시

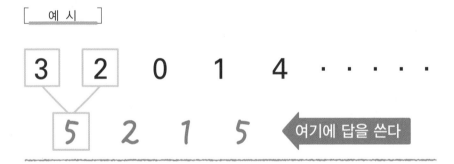

여기에 답을 쓴다

옆에 있는 숫자를 더하여 두 숫자의 아래쪽에 적는다.

| 0 | 1 | 3 | 2 | 5 | 2 |
|---|---|---|---|---|---|

| 3 | 2 | 4 | 0 | 1 | 5 |
|---|---|---|---|---|---|

| 2 | 5 | 1 | 3 | 4 | 4 |
|---|---|---|---|---|---|

| 1 | 1 | 4 | 2 | 3 | 2 |
|---|---|---|---|---|---|

| 4 | 0 | 2 | 2 | 1 | 3 |
|---|---|---|---|---|---|

| 소요 시간 | 분 | 초 |
|---|---|---|

옆에 있는 숫자를 더하여 두 숫자의 아래쪽에 적는다.

| 2 | 5 | 4 | 0 | 1 | 1 |
|---|---|---|---|---|---|

| 3 | 2 | 1 | 4 | 4 | 3 |
|---|---|---|---|---|---|

| 5 | 1 | 3 | 3 | 0 | 4 |
|---|---|---|---|---|---|

| 6 | 3 | 5 | 2 | 1 | 6 |
|---|---|---|---|---|---|

| 0 | 7 | 1 | 6 | 3 | 4 |
|---|---|---|---|---|---|

| 소요 시간 | 분 | 초 |
|---|---|---|

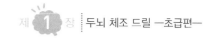

옆에 있는 숫자를 더하여 두 숫자의 아래쪽에 적는다.

| 5 | 4 | 2 | 0 | 3 | 1 |
|---|---|---|---|---|---|

| 3 | 1 | 5 | 4 | 2 | 2 |
|---|---|---|---|---|---|

| 2 | 1 | 7 | 2 | 4 | 5 |
|---|---|---|---|---|---|

| 0 | 3 | 4 | 4 | 2 | 3 |
|---|---|---|---|---|---|

| 5 | 2 | 7 | 2 | 3 | 6 |
|---|---|---|---|---|---|

| 소요 시간 | | | 분 | | 초 |
|---|---|---|---|---|---|

# 회전 속도 드릴 ❷

한 자릿수끼리 더한 답을 빈칸에 적자.
꼬리물기형식으로 반복한다.

목표 시간 30초

[ 예 시 ]

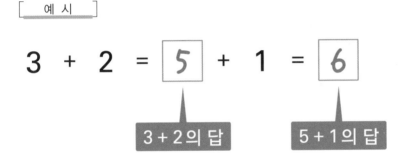

$3 + 2 = \boxed{5} + 1 = \boxed{6}$

3 + 2의 답

5 + 1의 답

덧셈을 한 답을 빈칸에 쓰자.

① 3 + 2 = ☐ + 3 = ☐

② 1 + 3 = ☐ + 2 = ☐

③ 2 + 4 = ☐ + 0 = ☐

④ 3 + 0 = ☐ + 4 = ☐

⑤ 5 + 2 = ☐ + 1 = ☐

| 소요 시간 | 분 | 초 |
| --- | --- | --- |

덧셈을 한 답을 빈칸에 쓰자.

① ⬜ + 1 = 5 + ⬜ = 7

② ⬜ + 3 = 4 + ⬜ = 8

③ ⬜ + 0 = 2 + ⬜ = 5

④ ⬜ + 2 = 4 + ⬜ = 6

⑤ ⬜ + 4 = 7 + ⬜ = 9

| 소요 시간 | | 분 | | 초 |
|---|---|---|---|---|

덧셈을 한 답을 빈칸에 쓰자.

① $2 + \boxed{\phantom{0}} = 6 + \boxed{\phantom{0}} = 7$

② $4 + \boxed{\phantom{0}} = 4 + \boxed{\phantom{0}} = 5$

③ $1 + \boxed{\phantom{0}} = 3 + \boxed{\phantom{0}} = 8$

④ $3 + \boxed{\phantom{0}} = 5 + \boxed{\phantom{0}} = 9$

⑤ $0 + \boxed{\phantom{0}} = 1 + \boxed{\phantom{0}} = 4$

| 소요 시간 | | 분 | | 초 |
|---|---|---|---|---|

# 회전 속도 드릴 ③

어린이들이 학교에서 하는 '뺄셈 퍼즐'과 비슷하다.

**가로 숫자에서 세로 숫자를 뺀 수**를 적어 넣자.

**정확함보다는 최대한 빨리 푸는** 데 집중하자.

目표 시간 1분

[  예 시  ]

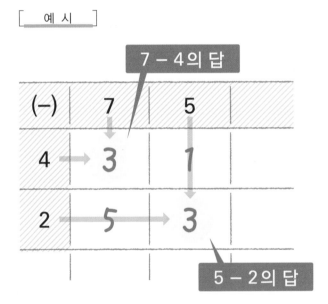

가로줄에서 세로줄을 뺀 수를 적어 넣자.

| (−) | 9 | 7 | 5 | 4 | 8 | 6 |
|---|---|---|---|---|---|---|
| 0 | | | | | | |
| 2 | | | | | | |
| 1 | | | | | | |
| 3 | | | | | | |
| 4 | | | | | | |

| 소요 시간 | | 분 | | 초 |
|---|---|---|---|---|

가로줄에서 세로줄을 뺀 수를 적어 넣자.

| (−) | 7 | 6 | 5 | 8 | 9 | 4 |
|-----|---|---|---|---|---|---|
| 3   |   |   |   |   |   |   |
| 1   |   |   |   |   |   |   |
| 4   |   |   |   |   |   |   |
| 0   |   |   |   |   |   |   |
| 2   |   |   |   |   |   |   |

| 소요 시간 | 분 | 초 |
|-----------|----|----|

가로줄에서 세로줄을 뺀 수를 적어 넣자.

| (−) | 6 | 8 | 9 | 5 | 7 | 4 |
|---|---|---|---|---|---|---|
| 1 | | | | | | |
| 2 | | | | | | |
| 3 | | | | | | |
| 0 | | | | | | |
| 4 | | | | | | |

| 소요 시간 | 분 | 초 |
|---|---|---|

# 회전 속도 드릴 ④

지능 검사와 치매 진단에도 쓰이는 문제다.

대응표에 숫자와 대응하는 '글자'가 쓰여 있다.

**표를 보면서 해답란에 대응하는 글자**를 적어 넣자.

정확함보다는 최대한 빨리 푸는 데 집중한다.

목표 시간 1분 30초

| 대응표 | 0 | 1 | 2 | 3 | 4 | 5 |
|---|---|---|---|---|---|---|
| | 가 | 오 | 마 | 이 | 루 | 시 |

[ 예 시 ]  숫자에 대응하는 '글자'를 적어 넣는다

| 5 | 3 | 0 | 2 |
|---|---|---|---|
| 시 | 이 | 가 | 마 |
| 1 | 4 | 1 | 3 |
| 오 | 루 | 오 | 이 |

표를 보면서 해답란에 대응하는 글자를 적어 넣자.

| 대응표 | 0 | 1 | 2 | 3 | 4 | 5 |
|---|---|---|---|---|---|---|
| | 사 | 야 | 메 | 키 | 와 | 우 |

| 5 | 2 | 0 | 1 | 1 | 5 |
|---|---|---|---|---|---|
| 3 | 4 | 4 | 0 | 2 | 0 |
| 1 | 3 | 2 | 1 | 5 | 4 |
| 2 | 5 | 4 | 3 | 0 | 1 |
| 0 | 4 | 1 | 5 | 3 | 2 |

| 소요 시간 | 분 | 초 |
|---|---|---|

표를 보면서 해답란에 대응하는 글자를 적어 넣자.

| 대응표 | 0 | 1 | 2 | 3 | 4 | 5 |
|---|---|---|---|---|---|---|
| | 나 | 이 | 쓰 | 아 | 토 | 미 |

| 3 | 0 | 4 | 2 | 1 | 0 |
|---|---|---|---|---|---|
| 5 | 3 | 2 | 0 | 1 | 3 |
| 1 | 4 | 3 | 3 | 0 | 1 |
| 2 | 5 | 1 | 5 | 4 | 3 |
| 0 | 2 | 5 | 1 | 3 | 4 |

| 소요 시간 | | 분 | 초 |
|---|---|---|---|

표를 보면서 해답란에 대응하는 글자를 적어 넣자.

| 대응표 | 0 | 1 | 2 | 3 | 4 | 5 |
|---|---|---|---|---|---|---|
| | 사 | 코 | 오 | 시 | 에 | 레 |

| 4 | 0 | 1 | 2 | 2 | 3 |
|---|---|---|---|---|---|
| 5 | 2 | 0 | 3 | 4 | 1 |
| 1 | 3 | 4 | 5 | 0 | 2 |
| 2 | 5 | 5 | 1 | 3 | 0 |
| 3 | 1 | 2 | 4 | 5 | 4 |

| 소요 시간 | | 분 | 초 |
|---|---|---|---|

# 회전 속도 드릴 ⑤

지능 검사와 치매 진단에도 쓰이는 문제다.

**지정 문자를 찾아서** ◯를 하자.

**정확함보다 최대한 빨리 푸는 데 집중한다.**

목표 시간 15초

[ 예 시 ]

'A'를 찾아서 ◯를 표시하자.

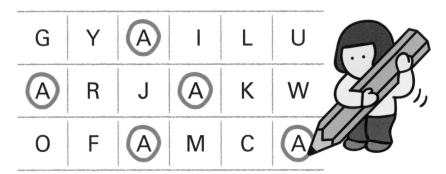

'C'를 찾아서 ○를 표시하자.

| | | | | |
|---|---|---|---|---|
| K | G | C | R | C |
| V | D | C | M | D |
| Q | A | U | C | B |
| C | O | N | X | C |
| P | C | M | H | E |

| 소요 시간 | 분 | 초 |
|---|---|---|

'K'를 찾아서 ○를 표시하자.

| | | | | |
|---|---|---|---|---|
| E | K | W | G | A |
| C | B | D | L | O |
| G | C | S | K | B |
| Z | K | C | D | U |
| M | C | K | H | P |

| 소요 시간 | 분 | 초 |
|---|---|---|

'D'를 찾아서 ○를 표시하자.

| | | | | |
|---|---|---|---|---|
| G | D | S | B | D |
| M | W | C | D | L |
| C | J | B | Q | D |
| O | A | V | D | D |
| D | R | I | U | S |

| 소요 시간 | 분 | 초 |
|---|---|---|

# 기억력 드릴 ①

### 1 단 계

표에 있는 15개의 단어를 1분 동안 최대한 많이 기억하고
책을 덮는다.

### 2 단 계

다른 종이에 기억한 단어를 적어보자.

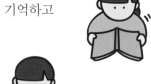

목표 10단어

[ 기억 요령 ]

몇 개의 단어를 묶어서 '이야기'를 만들면 쉽게 기억할 수 있다.

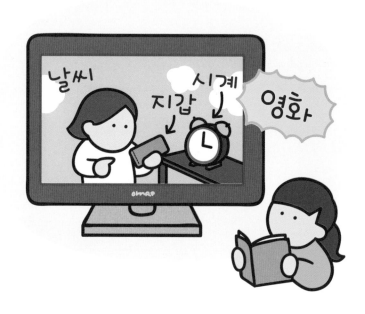

1분 동안 최대한 많은 단어를 기억한다.
1분이 지나면 책을 덮고 다른 종이에 기억한 단어를 적어보자.

| | | |
|---|---|---|
| 지갑 | 날씨 | 영화 |
| 시계 | 베개 | 기린 |
| 촬영 | 고래 | 간식 |
| 두부 | 물감 | 딸기 |
| 아들 | 억새 | 가방 |

| | |
|---|---|
| 외운 단어 수 | 개 |

1분 동안 최대한 많은 단어를 기억한다.
1분이 지나면 책을 덮고 다른 종이에 기억한 단어를 적어보자.

| | | |
|---|---|---|
| 담요 | 벚꽃 | 제비 |
| 팥죽 | 구슬 | 근육 |
| 초록 | 광고 | 감귤 |
| 책상 | 유리 | 화초 |
| 김밥 | 달마 | 나무 |

| 외운 단어 수 | 개 |
|---|---|

1분 동안 최대한 많은 단어를 기억한다.
1분이 지나면 책을 덮고 다른 종이에 기억한 단어를 적어보자.

| | | |
|:---:|:---:|:---:|
| 아이 | 해변 | 등불 |
| 마차 | 천사 | 과일 |
| 미소 | 솔솔 | 개천 |
| 축제 | 한복 | 태국 |
| 색칠 | 탈의 | 까치 |

| | |
|---|---:|
| 외운 단어 수 | 개 |

# 기억력 드릴 ②

①～⑤까지 각각 다른 '생물' 이름이 쓰여 있다.

**이것을 순서대로 '낭독→암송'한다.**

낭송할 때는 책을 덮거나 손이나 종이로 글자를 가리면 된다.

①을 암송한 다음에는 ②번, ②번을 암송한 다음에는 ③번, 순으로 진행한다.

목표 ④까지

[　　예시　　]

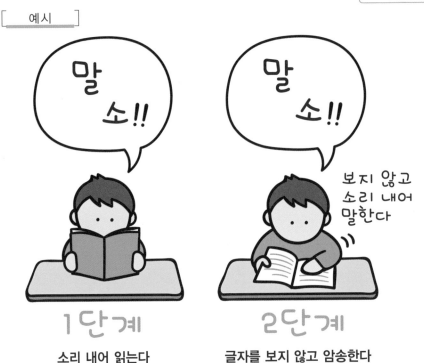

'생물'의 이름을 순서대로 '낭독→암송'한다.
낭송할 때는 책을 덮거나 손이나 종이로 글자를 가린다.

① **말, 소**

②  **비둘기, 개, 고양이**

③ **코끼리, 돼지, 말, 소**

④ **하마, 다람쥐, 염소, 곰, 호랑이**

⑤ **악어, 호랑이, 개, 코끼리, 다람쥐, 말**

| 정답 수 | |
|---|---|
| | 문제 |

'생물'의 이름을 순서대로 '낭독→암송'한다.
낭송할 때는 책을 덮거나 손이나 종이로 글자를 가린다.

① 당나귀, 토끼

② 곰, 코뿔소, 하마

③ 양, 쥐, 고양이, 올빼미

④ 솔개, 가재, 원숭이, 두더지, 영양

⑤ 펭귄, 표범, 잉꼬, 독수리, 바다표범, 뱀

| 정답 수 | 문제 |
| --- | --- |

'생물'의 이름을 순서대로 '낭독→암송'한다.
낭송할 때는 책을 덮거나 손이나 종이로 글자를 가린다.

① 여우, 고릴라

② 사자, 백곰, 거북이

③ 고양이, 너구리, 늑대, 판다

④ 원숭이, 두더지, 꿩, 악어, 개구리

⑤ 캥거루, 황소개구리, 코끼리, 흰긴수염고래,

　　다람쥐, 기린

| 정답 수 | 문제 |
|---|---|

# 기억력 드릴 ③

은행에서 쓰이는 인증 방법과 비슷한 문제다.

글자 대응표에 글자와 숫자가 조합되어 있다.

**대응표를 보면서 빈칸에 숫자를** 적어 넣자.

소요시간  30초
목표      백 점

## 글자 대응표

| 아 | 이 | 우 | 에 | 오 |
|---|---|---|---|---|
| 4 | 5 | 0 | 7 | 8 |

44쪽의 글자 대응표를 보면서 숫자를 적어 넣자.

문제 1

| 우 | 아 | 오 | 에 | 이 |
|---|---|---|---|---|
| | | | | |

문제 2

| 이 | 오 | 아 | 오 | 에 |
|---|---|---|---|---|
| | | | | |

문제 3

| 아 | 에 | 이 | 오 | 우 |
|---|---|---|---|---|
| | | | | |

문제 4

| 오 | 이 | 에 | 우 | 아 |
|---|---|---|---|---|
| | | | | |

문제 5

| 에 | 우 | 이 | 아 | 오 |
|---|---|---|---|---|
| | | | | |

정답 수

문제

대응하는 숫자를 기억한 다음, **44쪽의 글자 대응표를 보지 않고** 적어 넣자.

| 문제 1 | 아 | 이 | 우 | 에 | 오 |
|---|---|---|---|---|---|
| | | | | | |

| 문제 2 | 이 | 오 | 에 | 아 | 우 |
|---|---|---|---|---|---|
| | | | | | |

| 문제 3 | 오 | 아 | 이 | 우 | 에 |
|---|---|---|---|---|---|
| | | | | | |

| 문제 4 | 에 | 우 | 오 | 이 | 아 |
|---|---|---|---|---|---|
| | | | | | |

| 문제 5 | 우 | 에 | 아 | 오 | 이 |
|---|---|---|---|---|---|
| | | | | | |

| 정답 수 | 문제 |
|---|---|

# 제 2 장

# 두뇌 체조 드릴

## 중 급 편

간단한 계산과 암기를 여러 번 반복해,
뇌를 많이 사용하자.

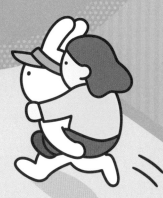

# 회전 속도 드릴 ①

**옆에 있는 숫자를 더한다.**

정답인 숫자의 끝자리 수 숫자만 아래쪽에 적어보자.

**정확함보다 최대한 빨리 푸는 데** 집중한다.

목표 시간 1분

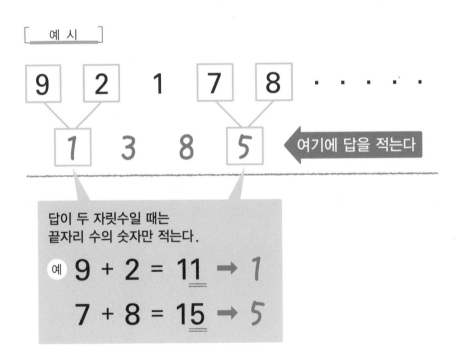

[ 예 시 ]

| 9 | 2 | 1 | 7 | 8 | · · · · · |

| 1 | 3 | 8 | 5 | ◀ 여기에 답을 적는다 |

답이 두 자릿수일 때는
끝자리 수의 숫자만 적는다.

예 9 + 2 = 11 → 1

7 + 8 = 15 → 5

옆에 있는 숫자를 더한 다음, 끝자리 수 숫자만 아래쪽에 적는다.

| 1 | 3 | 0 | 1 | 4 | 2 | 0 | 3 | 1 | 2 |
|---|---|---|---|---|---|---|---|---|---|

| 2 | 2 | 1 | 9 | 0 | 1 | 4 | 9 | 3 | 1 |
|---|---|---|---|---|---|---|---|---|---|

| 1 | 4 | 0 | 2 | 1 | 4 | 8 | 0 | 1 | 1 |
|---|---|---|---|---|---|---|---|---|---|

| 3 | 1 | 1 | 0 | 2 | 2 | 3 | 1 | 1 | 3 |
|---|---|---|---|---|---|---|---|---|---|

| 0 | 2 | 1 | 2 | 8 | 3 | 0 | 1 | 9 | 2 |
|---|---|---|---|---|---|---|---|---|---|

| 소요 시간 | 분 | 초 |
|---|---|---|

# 중급편

옆에 있는 숫자를 더하여 두 숫자의 아래쪽에 적는다.

2 3 1 5 7 0 4 3 2 1

―――――――――――――――――

1 4 3 6 4 4 2 1 8 4

―――――――――――――――――

3 0 5 1 2 3 6 0 5 2

―――――――――――――――――

5 1 4 0 1 1 7 2 3 3

―――――――――――――――――

2 2 9 3 0 4 8 5 2 4

―――――――――――――――――

| 소요 시간 | 분 | 초 |
| --- | --- | --- |

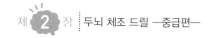

옆에 있는 숫자를 더하여 두 숫자의 아래쪽에 적는다.

5  2  1  6  2  7  5  1  6  2

---

3  6  7  2  1  8  4  7  5  2

---

9  0  8  1  3  9  5  0  6  8

---

3  8  1  7  4  9  6  2  9  1

---

4  7  2  6  8  1  9  7  8  4

---

| 소요 시간 | 분 | 초 |
| --- | --- | --- |

# 회전 속도 드릴 ②

**덧셈이나 뺄셈을 해서 그 답을 빈칸에 적어 넣자.**

이 과정을 꼬리 물기 형식으로 반복한다.

**정확함보다 최대한 빨리 푸는 데 집중한다.**

목표 시간 30초

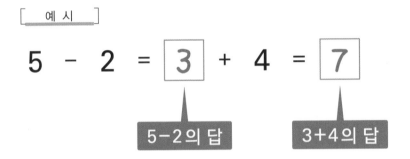

[ 예 시 ]

$$5 - 2 = \boxed{3} + 4 = \boxed{7}$$

5-2의 답

3+4의 답

덧셈, 또는 뺄셈의 답을 빈칸에 적어 넣자.

① $6 - 4 = \boxed{\phantom{0}} + 5 = \boxed{\phantom{0}}$

② $7 - 5 = \boxed{\phantom{0}} + 4 = \boxed{\phantom{0}}$

③ $8 - 2 = \boxed{\phantom{0}} + 2 = \boxed{\phantom{0}}$

④ $9 - 3 = \boxed{\phantom{0}} + 4 = \boxed{\phantom{0}}$

⑤ $5 - 1 = \boxed{\phantom{0}} + 3 = \boxed{\phantom{0}}$

| 소요 시간 | | 분 | 초 |
| --- | --- | --- | --- |

덧셈, 또는 뺄셈의 답을 빈칸에 적어 넣자.

① □ + 5 = 10 − □ = 3

② □ + 2 = 8 − □ = 5

③ □ + 7 = 17 − □ = 15

④ □ + 8 = 9 − □ = 4

⑤ □ + 6 = 12 − □ = 7

| 소요 시간 | | 분 | | 초 |
| --- | --- | --- | --- | --- |

덧셈, 또는 뺄셈의 답을 빈칸에 적어 넣자.

① 9 − ☐ = 6 + ☐ = 12

② 18 − ☐ = 15 + ☐ = 4

③ 12 + ☐ = 18 + ☐ = 13

④ 10 − ☐ = 8 + ☐ = 19

⑤ 5 + ☐ = 14 + ☐ = 20

| 소요 시간 | | 분 | | 초 |
| --- | --- | --- | --- | --- |

# 회전 속도 드릴 ③

시작 지점에서 출발해 화살표를 따라 목적지를 향해 간다.

**각 칸에 쓰여 있는 계산을 하고 해답을 적어 넣자.**

**정확함보다 최대한 빨리 푸는 데** 집중한다.

목표 시간 30초

[ 예시 ]

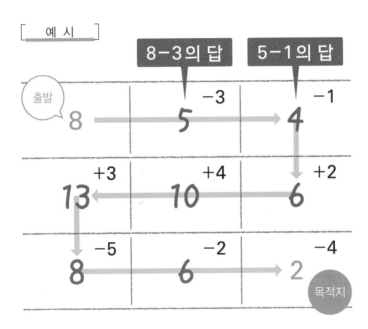

각 칸에 쓰여 있는 계산을 해서 답을 적으면서 목적지까지 가자.

출발

8

−2 −1

+4 +3 +2

−5 −2 −3

+6 +3 +4

−1 −4 −2

10

목적지

| 소요 시간 | | 분 | | 초 |

57

각 칸에 쓰여 있는 계산을 해서 답을 적으면서 목적지까지 가자.

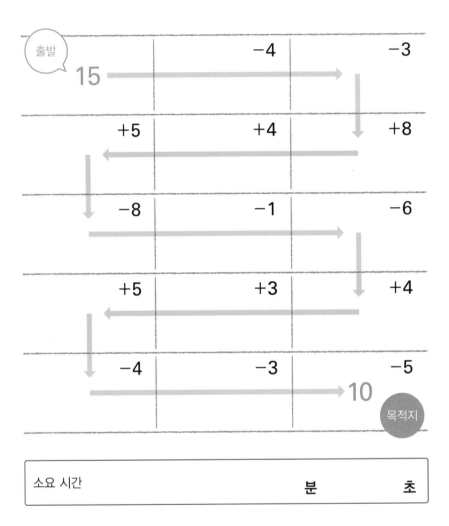

| 소요 시간 | | 분 | 초 |
|---|---|---|---|

각 칸에 쓰여 있는 계산을 해서 답을 적으면서 목적지까지 가자.

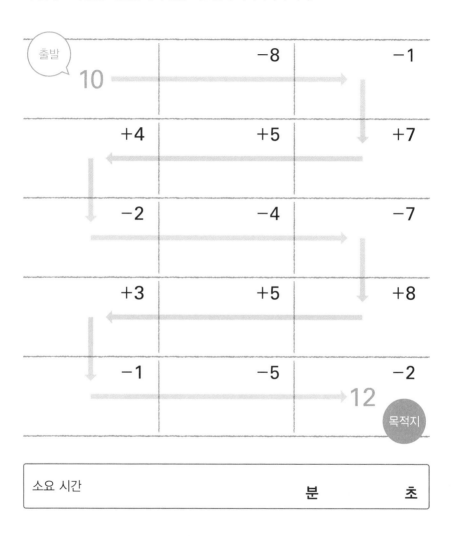

| 소요 시간 | | 분 | 초 |
|---|---|---|---|

# 회전 속도 드릴 ④

지능 검사와 치매 진단에도 쓰이는 문제다.

대응표에 숫자와 대응하는 한자가 있다.

**표를 보면서 해답란에 대응하는 한자를 적어 넣자.**

정확함보다는 최대한 빨리 푸는 데 집중한다.

목표 시간 3분

| 대응표 | 0 | 1 | 2 | 3 | 4 | 5 |
|---|---|---|---|---|---|---|
| | 手 | 花 | 月 | 土 | 心 | 目 |

[ 예 시 ] 숫자에 대응하는 한자를 적는다

| 3 | 0 | 5 |
|---|---|---|
| 土 | 手 | 目 |
| 2 | 1 | 4 |
| 月 | 花 | 心 |

표를 보면서 해답란에 대응하는 한자를 적어 넣자.

| 대응표 | 0 | 1 | 2 | 3 | 4 | 5 | 6 | 7 | 8 | 9 |
|---|---|---|---|---|---|---|---|---|---|---|
| | 出 | 立 | 休 | 金 | 日 | 竹 | 森 | 犬 | 貝 | 草 |

| 5 | 8 | 0 | 3 | 1 | 9 | 2 | 7 | 7 | 4 |
|---|---|---|---|---|---|---|---|---|---|
| 1 | 4 | 9 | 7 | 2 | 3 | 8 | 0 | 6 | 5 |
| 1 | 2 | 1 | 4 | 8 | 0 | 6 | 9 | 3 | 2 |
| 3 | 5 | 0 | 9 | 2 | 6 | 4 | 5 | 2 | 7 |
| 2 | 0 | 3 | 2 | 0 | 2 | 4 | 6 | 1 | 0 |

| 소요 시간 | 분 | 초 |
|---|---|---|

표를 보면서 해답란에 대응하는 한자를 적어 넣자.

| 대응표 | 0 | 1 | 2 | 3 | 4 | 5 | 6 | 7 | 8 | 9 |
|---|---|---|---|---|---|---|---|---|---|---|
| | 足 | 女 | 字 | 先 | 町 | 黒 | 夏 | 歌 | 東 | 活 |

| 3 | 0 | 5 | 8 | 6 | 7 | 5 | 1 | 0 | 2 |
|---|---|---|---|---|---|---|---|---|---|
| 1 | 5 | 4 | 2 | 7 | 0 | 3 | 6 | 1 | 0 |
| 6 | 9 | 7 | 1 | 3 | 8 | 2 | 4 | 5 | 3 |
| 5 | 1 | 6 | 0 | 1 | 5 | 7 | 9 | 3 | 8 |
| 2 | 7 | 0 | 4 | 5 | 1 | 1 | 0 | 7 | 9 |

| 소요 시간 | 분 | 초 |
|---|---|---|

표를 보면서 해답란에 대응하는 한자를 적어 넣자.

| 대응표 | 0 | 1 | 2 | 3 | 4 | 5 | 6 | 7 | 8 | 9 |
|---|---|---|---|---|---|---|---|---|---|---|
| | 岩 | 線 | 寺 | 家 | 冬 | 通 | 強 | 数 | 新 | 陽 |

| 6 | 2 | 1 | 0 | 3 | 7 | 9 | 4 | 5 | 8 |
|---|---|---|---|---|---|---|---|---|---|
| 0 | 4 | 3 | 6 | 5 | 9 | 7 | 8 | 2 | 7 |
| 5 | 9 | 2 | 4 | 2 | 8 | 4 | 0 | 1 | 3 |
| 2 | 0 | 6 | 5 | 9 | 3 | 2 | 6 | 4 | 9 |
| 3 | 1 | 5 | 2 | 8 | 4 | 7 | 3 | 9 | 2 |

| 소요 시간 | 분 | 초 |
|---|---|---|

# 회전 속도 드릴 ⑤

지능 검사와 치매 진단에도 쓰이는 문제다.

**표의 내용 중 집 안에 있는 것은 ○를,**

**집 안에 있지만 자신은 사용하지 않는 것은 △를 표시하자.**

정확함보다는 최대한 빨리 푸는 데 집중한다.

목표 시간 30초

[ 예 시 ]

| 이불장 | 렌트카 | 소방차 |
|--------|--------|--------|
| 우체통 | 잠수함 | 머그잔 |
| 나이프 | 빗자루 | 라디오 |

집 안에 있는 것에는 ○를, 집 안에 있지만 자신은 사용하지 않는 것에 △를 표시하자.

| | | |
|:---:|:---:|:---:|
| 동전 | 가위 | 자루 |
| 담요 | 대발 | 시계 |
| 겨자 | 책장 | 뗏목 |
| 난로 | 매주 | 첼로 |
| 물약 | 맥주 | 물감 |

| 소요 시간 | | |
|---|---|---|
| | 분 | 초 |

집 안에 있는 것에는 ○를, 집 안에 있지만 자신은 사용하지 않는 것에 △를 표시하자.

| 전화 | 망치 | 버섯 |
|---|---|---|
| 우표 | 책상 | 베개 |
| 와인 | 조명 | 가방 |
| 안경 | 모자 | 엽서 |
| 우동 | 부채 | 접시 |

| 소요 시간 | 분 | 초 |
|---|---|---|

집 안에 있는 것에는 ○를, 집 안에 있지만 자신은 사용하지 않는 것에 △를 표시하자.

| | | |
|:---:|:---:|:---:|
| 돌고래 | 전단지 | 오뚝이 |
| 바나나 | 고무줄 | 양배추 |
| 카메라 | 그림책 | 까마귀 |
| 피아노 | 자동차 | 양동이 |
| 사다리 | 옥수수 | 수세미 |

| 소요 시간 | | |
|:---|---:|---:|
| | 분 | 초 |

# 기억력 드릴 ①

①에서 ⑤까지, 각각 다른 '채소' 이름이 쓰여 있다.

**순서대로 '낭독→암송'**하자.

그 뒤 기억한 순서와 반대로(거꾸로) 답한다.

암송할 때는 책을 덮거나 손이나 종이로 글자를 가리고 한다.

①을 암송했으면 ②, ②을 암송했으면 ③, 이런 식으로 계속한다.

목표 ⑤까지

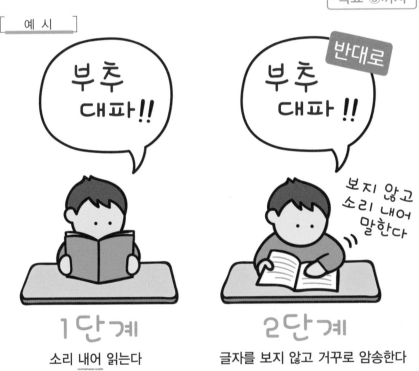

<table>
<tr><td>[ 예 시 ]</td><td></td></tr>
</table>

1단계
소리 내어 읽는다

2단계
글자를 보지 않고 거꾸로 암송한다

채소 이름을 순서대로 소리 내어 읽으면서 외운 다음 거꾸로 암송한다.
암송할 때는 책을 덮거나 손이나 종이로 글자를 가리고 한다.

① 대파, 부추

② 참외, 순무, 상추

③ 아욱, 두릅, 버섯, 가지

④ 토마토, 파슬리, 피망, 호박, 당근

⑤ 감자, 마늘, 배추, 옥수수, 양배추, 머위, 고추,

　고사리, 시금치

| 정답 수 | |
|---|---|
| | 문제 |

채소 이름을 순서대로 소리 내어 읽으면서 외운 다음 거꾸로 암송한다.
암송할 때는 책을 덮거나 손이나 종이로 글자를 가리고 한다.

① 토마토, 미나리

② 콩나물, 쑥, 연근

③ 상추, 고구마, 가지, 능이버섯

④ 표고버섯, 시금치, 유채, 애호박, 양파

⑤ 죽순, 양송이, 감자, 목이버섯, 오이, 생강,

　깻잎, 당근

| 정답 수 | 문제 |
|---|---|

채소 이름을 순서대로 소리 내어 읽으면서 외운 다음 거꾸로 암송한다.
암송할 때는 책을 덮거나 손이나 종이로 글자를 가리고 한다.

① 우엉, 당근

② 곤드레, 쑥갓, 팽이버섯

③ 양파, 고춧가루, 느타리버섯, 참깨가루

　　방울토마토

④ 아보카도, 수박, 양송이버섯, 브로콜리,

　　호박말림, 시래기

| 정답 수 | |
|---|---|
| | 문제 |

# 행동 제어 드릴 ①

오른손과 왼손이 각기 다른 동작을 한다.

**오른손(오른손잡이의 경우, 왼손잡이는 왼손)은 주먹을 쥔 상태에서 차례대로 1, 2, 3 하고 수를 세듯이 손가락을 하나씩 편다. 모든 손가락을 펴면 다시 '바위(주먹)'으로 돌아가 이 과정을 반복한다. 왼손은(왼손잡이는 오른손) '보'에서 시작해 4, 3, 2 하고 수를 줄여가며 손가락을 접는다. 모든 손가락을 다 접으면 다시 '보'로 돌아가 이 과정을 반복한다.**

두 손을 동시에 최대한 빨리 움직이며 4번 한다.

목표 시간 30초

[ 요령 ]

- 평소 쓰는 손이 '보'일 때 다른 쪽 손은 '바위'가 된다.
- 이것이 가능해지면 이번에는 평소 쓰는 손과 그렇지 않은 손을 바꿔서 다시 한 번 해보자.

[ 방 법 ]

두 손을 동시에 최대한 빨리 움직인다.

## 평소 쓰는 손은

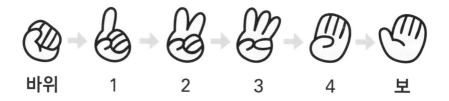

바위    1    2    3    4    보

## 다른 쪽 손은

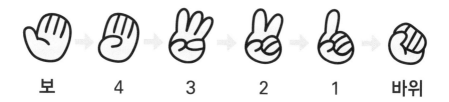

보    4    3    2    1    바위

| 4회 반복하는데 걸린 시간 | 분 | 초 |
|---|---|---|

# 행동 제어 드릴 ②

오른손과 왼손이 각기 다른 동작을 한다.

**평소 쓰는 손은 '바위 · 보 · 가위'** 순서로 움직인다.

**다른 쪽 손은 '보 · 가위 · 바위'** 순서로 움직인다.

두 손을 동시에 최대한 빨리 움직이며 4회 반복한다.

목표 시간 30초

[ 요 령 ]

- 먼저 한 손씩 동작을 연습하자.
- 가능해지면 평소 쓰는 손과 다른 쪽 손을 바꿔서 다시 한 번 해보자.

방 법

[ 방 법 ]

두 손을 동시에 최대한 빨리 움직인다.

평소 쓰는 손은

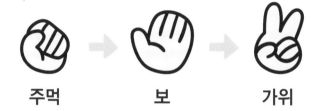

주먹       보       가위

다 른 쪽 손은

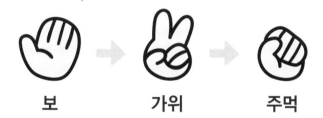

보       가위       주먹

| 4회 반복하는데 걸린 시간 | 분 | 초 |
| --- | --- | --- |

# 행동 제어 드릴 ❸

가족이나 친구 등 다른 사람과 짝을 지어 한다.

문제를 내는 사람과 답하는 사람으로 나눈다.

문제를 내는 사람은 '코', '귀', '입' 중 하나를 아무렇게나 빨리 말한다.

대답하는 사람은

'**코**'라고 하면 '**귀**'나 '**입**'을,

'**귀**'라고 하면 '**코**'나 '**입**'을,

'**입**'이라고 하면 '**귀**'나 '**입**'을

평소 쓰는 손으로 만진다.

> 목표 10회 연속으로 정답

[　요　령　]

대답하는 사람은 문제를 들으면 즉시 답할 수 있게 한다.

최대한 빨리 문제와 답을 주고받자.

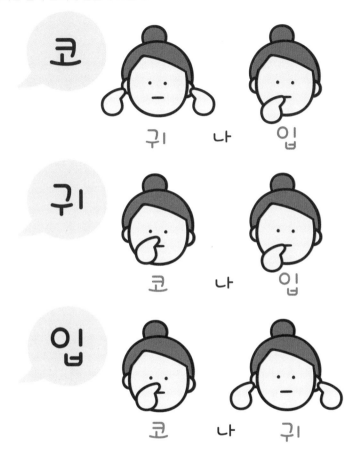

| 연속으로 정답을 맞힌 횟수 | 문제 |
| --- | --- |

# 공간 인지 드릴 ①

공간적 정보를 뇌를 사용해 처리하는 연습이다.

여러 모양의 쌓기 나무 도형이 있다.

**문제에 나온 도형을 머릿속으로 회전시켰을 때, 일치하는 것에 ○, 일치하지 않는 것에 ×를 표시하자.**

정답은 하나가 아닐 수도 있다.

| 소요 시간 | 1분 |
|---|---|
| 목표 | 백 점 |

[ 예 시 ]

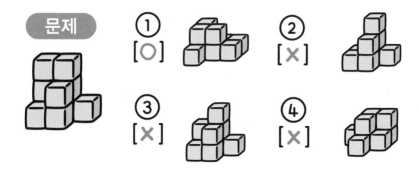

요령

비슷한 모양이지만 거울이 비칠 때처럼 도형이 반대로 되어 있는 것은 ×를 표시해야 한다.

문제와 같은 모양의 쌓기 나무를 선택지에서 골라 ○나 ×를 표시하자. 정답은 하나가 아
닐 수도 있다.

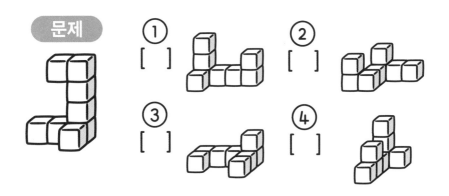

정답 수                           문제

문제와 같은 모양의 쌓기 나무를 선택지에서 골라 ○나 ×를 표시하자. 정답은 하나가 아
닐 수도 있다.

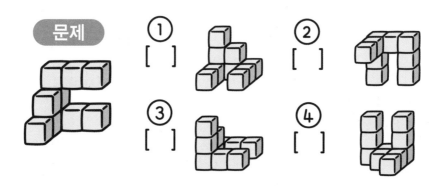

| 정답 수 | 문제 |
| --- | --- |

제 **3** 장

# 두뇌 체조 드릴

## 고 급 편

약간 복잡한 계산과 암기를 여러 번 반복해
두뇌 구석구석까지 골고루 활성화시키자.

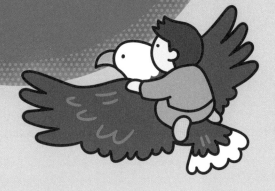

# 회전 속도 드릴 ①

어린이가 학교에서 하는 '퍼즐 계산'과 비슷하다.

가로와 세로 칸의 숫자를 더하거나 빼거나 곱한 수를 적어 넣자.

정확함보다 최대한 빨리 푸는 데 집중한다.

목표 시간 4분

[ 예 시 ]

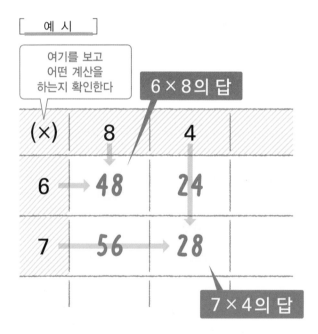

여기를 보고
어떤 계산을
하는지 확인한다

6×8의 답

7×4의 답

가로와 세로 칸의 **숫자를 더한 수**를 적자.

| (+) | 6 | 2 | 8 | 1 | 3 | 7 | 5 | 9 | 4 |
|---|---|---|---|---|---|---|---|---|---|
| 4 | | | | | | | | | |
| 5 | | | | | | | | | |
| 9 | | | | | | | | | |
| 3 | | | | | | | | | |
| 6 | | | | | | | | | |
| 8 | | | | | | | | | |
| 1 | | | | | | | | | |
| 7 | | | | | | | | | |
| 2 | | | | | | | | | |

| 소요 시간 | | 분 | 초 |
|---|---|---|---|

# 고급편

가로와 세로 칸의 **숫자를 뺀 수**를 적자.

| (−) | 77 | 65 | 53 | 79 | 42 | 58 | 72 | 34 | 47 |
|-----|----|----|----|----|----|----|----|----|----|
| 5   |    |    |    |    |    |    |    |    |    |
| 32  |    |    |    |    |    |    |    |    |    |
| 27  |    |    |    |    |    |    |    |    |    |
| 18  |    |    |    |    |    |    |    |    |    |
| 4   |    |    |    |    |    |    |    |    |    |
| 16  |    |    |    |    |    |    |    |    |    |
| 26  |    |    |    |    |    |    |    |    |    |
| 13  |    |    |    |    |    |    |    |    |    |
| 8   |    |    |    |    |    |    |    |    |    |

| 소요 시간 | 분 | 초 |
|-----------|----|----|

가로와 세로 칸의 **숫자를 곱한 수**를 적자.

| (×) | 10 | 7 | 9 | 3 | 6 | 8 | 2 | 5 | 4 |
|---|---|---|---|---|---|---|---|---|---|
| 2 | | | | | | | | | |
| 8 | | | | | | | | | |
| 1 | | | | | | | | | |
| 3 | | | | | | | | | |
| 9 | | | | | | | | | |
| 4 | | | | | | | | | |
| 5 | | | | | | | | | |
| 6 | | | | | | | | | |
| 7 | | | | | | | | | |

| 소요 시간 | | 분 | | 초 |
|---|---|---|---|---|

# 회전 속도 드릴 ❷

**계산을 한 수를 빈칸에 적어 넣자.**

꼬리 물기 형식으로 반복한다.

**정확함보다 최대한 빨리 푸는 데** 집중한다.

목표 시간 1분

[ 예 시 ]

$$4 - 2 = \boxed{2} + 5 = \boxed{7} \times 3 = 21$$

4 − 2의 답

2 + 5의 답

계산한 수를 빈칸에 적어 넣자.

① 9 − 3 = ☐ + 1 = ☐ × 2 = ☐

② 10 − 4 = ☐ + 4 = ☐ × 3 = ☐

③ 7 − 5 = ☐ + 3 = ☐ × 7 = ☐

④ 8 − 1 = ☐ + 3 = ☐ × 6 = ☐

⑤ 5 − 2 = ☐ + 5 = ☐ × 4 = ☐

| 소요 시간 | 분 | 초 |
|---|---|---|

① 6 · 7 · 14 ② 6 · 10 · 30 ③ 2 · 5 · 35 ④ 7 · 10 · 60 ⑤ 3 · 8 · 32
**정답** 왼쪽에서 순서대로

계산한 수를 빈칸에 적어 넣자.

① ☐ + 5 = 8 × ☐ = 24 − 5 = ☐

② 7 + ☐ = 9 × 5 = ☐ − 8 = ☐

③ ☐ + 2 = 5 × ☐ = 20 − 9 = ☐

④ 3 + ☐ = 7 × 9 = ☐ − 10 = ☐

⑤ ☐ + 4 = 6 × ☐ = 48 − 13 = ☐

| 소요 시간 | 분 | 초 |
| --- | --- | --- |

계산한 수를 빈칸에 적어 넣자.

(1)  $4 \times \boxed{\phantom{0}} = 12 - 3 = \boxed{\phantom{0}} + 5 = \boxed{\phantom{0}}$

(2)  $\boxed{\phantom{0}} - 8 = 2 + \boxed{\phantom{0}} = 11 \times \boxed{\phantom{0}} = 22$

(3)  $9 + 5 = \boxed{\phantom{0}} - 4 = \boxed{\phantom{0}} \times 3 = \boxed{\phantom{0}}$

(4)  $\boxed{\phantom{0}} \times 3 = 15 + \boxed{\phantom{0}} = 23 - \boxed{\phantom{0}} = 17$

(5)  $12 - \boxed{\phantom{0}} = 5 \times 8 = \boxed{\phantom{0}} + 4 = \boxed{\phantom{0}}$

| 소요 시간 | | 분 | 초 |
|---|---|---|---|

# 회전 속도 드릴 ③

지능 검사나 치매 진단에도 쓰이는 문제다.

**표에서 지정된 글자를 찾아서 빗금을 그어 지워보자.**

**정확함보다 최대한 빨리 푸는 데** 집중한다.

목표 시간 30초

[ 예 시 ]  '미'와 '라'를 찾아서 빗금을 긋는다.

| 하 | 호 | 미 | 케 |
|---|---|---|---|
| 코 | 미 | 루 | 라 |
| 로 | 쓰 | 야 | 미 |

'아'와 '와'를 찾아서 빗금을 그어 지우자.

| 오 | 와 | 레 | 아 | 노 | 라 | 야 | 아 | 니 | 모 |
|---|---|---|---|---|---|---|---|---|---|
| 야 | 노 | 나 | 와 | 레 | 루 | 마 | 히 | 하 | 타 |
| 로 | 오 | 레 | 네 | 와 | 아 | 테 | 와 | 레 | 아 |
| 와 | 오 | 야 | 테 | 레 | 와 | 루 | 로 | 노 | 오 |
| 노 | 레 | 노 | 야 | 테 | 오 | 니 | 키 | 마 | 와 |
| 나 | 라 | 무 | 아 | 야 | 에 | 노 | 와 | 레 | 네 |
| 카 | 와 | 오 | 루 | 이 | 니 | 마 | 아 | 카 | 세 |
| 소 | 루 | 미 | 노 | 루 | 레 | 로 | 와 | 쿠 | 스 |
| 세 | 스 | 사 | 레 | 와 | 오 | 아 | 키 | 세 | 무 |
| 니 | 노 | 와 | 오 | 코 | 시 | 테 | 아 | 이 | 레 |

| 소요 시간 | | |
|---|---|---|
| | 분 | 초 |

'M'과 'O'를 찾아서 빗금을 그어 지우자.

| O | P | G | D | Q | O | C | R | D | C |
|---|---|---|---|---|---|---|---|---|---|
| G | M | N | K | O | V | P | H | M | W |
| K | N | W | R | U | C | O | G | N | B |
| F | E | O | H | G | B | V | N | S | M |
| H | M | G | C | O | D | N | H | R | O |
| C | O | T | I | Y | U | O | E | P | A |
| P | B | J | Q | A | C | D | O | Q | N |
| A | O | C | D | B | O | A | D | R | P |
| O | K | V | N | M | N | V | X | Z | K |
| J | C | O | Q | J | Y | T | L | M | O |

| 소요 시간 | 분 | 초 |
|---|---|---|

'시'과 '유'를 찾아서 빗금을 그어 지우자.

| 아 | 리 | 사 | 코 | 라 | 유 | 야 | 오 | 야 | 시 |
|---|---|---|---|---|---|---|---|---|---|
| 세 | 유 | 라 | 로 | 시 | 소 | 후 | 루 | 코 | 마 |
| 에 | 키 | 소 | 와 | 후 | 나 | 니 | 로 | 유 | 아 |
| 쿠 | 스 | 네 | 니 | 시 | 라 | 노 | 시 | 소 | 테 |
| 레 | 마 | 오 | 노 | 와 | 테 | 키 | 노 | 라 | 유 |
| 시 | 메 | 소 | 소 | 세 | 소 | 아 | 우 | 후 | 키 |
| 타 | 유 | 코 | 라 | 마 | 야 | 시 | 코 | 라 | 나 |
| 무 | 후 | 우 | 사 | 네 | 라 | 오 | 스 | 소 | 이 |
| 소 | 이 | 케 | 시 | 리 | 유 | 로 | 코 | 카 | 사 |
| 유 | 나 | 루 | 사 | 소 | 와 | 후 | 레 | 유 | 시 |

| 소요 시간 | | 분 | 초 |
|---|---|---|---|

# 기억력 드릴 ❶

양손이 각기 다른 동작을 한다.

**첫 번째, 옆에 있는 숫자를 더해서 끝자리 숫자만 적어 넣는다.**

두 번째, **오른손잡이는 왼손으로 왼손잡이는 오른손의 손가락으로**

**책상에 '○ · △ · □'라고 쓰기를 반복한다.**

> **1단계** 먼저 계산만 해보자. 소요 시간을 측정하자.

| 2 | 6 | 3 | 9 | 0 | 3 | 2 | 6 | 5 | 7 |
|---|---|---|---|---|---|---|---|---|---|
| 8 | 3 | 4 | 7 | 1 | 8 | 9 | 1 | 1 | 4 |
| 3 | 0 | 1 | 2 | 8 | 7 | 2 | 4 | 7 | 9 |
| 0 | 1 | 5 | 8 | 4 | 9 | 1 | 3 | 2 | 1 |
| 7 | 9 | 2 | 4 | 3 | 0 | 4 | 5 | 9 | 6 |

이게 실전 목표 시간!

소요 시간

분

초

## 2단계 실전! 계산하면서 책상에 손가락으로 '○ · △ · □'라고 쓰기

이제 실전이다. 손을 계속 움직이면서 계산을 하자.

| 2 | 6 | 3 | 9 | 0 | 3 | 2 | 6 | 5 | 7 |
|---|---|---|---|---|---|---|---|---|---|
| 8 | 3 | 4 | 7 | 1 | 8 | 9 | 1 | 1 | 4 |
| 3 | 0 | 1 | 2 | 8 | 7 | 2 | 4 | 7 | 9 |
| 0 | 1 | 5 | 8 | 4 | 9 | 1 | 3 | 2 | 1 |
| 7 | 9 | 2 | 4 | 3 | 0 | 4 | 5 | 9 | 6 |

| 소요 시간 | | 분 | 초 |
|---|---|---|---|

# 기억력 드릴 ②

**양손으로 각기 다른 동작**을 한다.

먼저 1단계에서 **출발부터 목적지까지 계산한 답을 빈칸에 채워 넣는다.** 그것이 다음 2단계의 목표 시간이 된다. 2단계에서는 **계산을 하면서 동시에 평소 쓰지 않는 손(오른손잡이는 왼손, 왼손잡이는 오른손)으로 '귀→어깨→무릎→어깨→ 귀' 순으로 만진다.**

1단계에서 설정한 목표 시간 안에 할 수 있도록 재빨리 한다.

**1단계** 먼저 계산만 하자. 걸린 시간을 측정한다.

출발

$25 - 3 = \boxed{\phantom{0}} - 5 = \boxed{\phantom{0}} - 2 = \boxed{\phantom{0}} - 4 =$

이게 실전 드릴의 목표 시간!

$\boxed{\phantom{0}} + 3 = \boxed{\phantom{0}} + 5 = \boxed{\phantom{0}} + 1 = \boxed{\phantom{0}} + 4 =$

$\boxed{\phantom{0}} + 2 = \boxed{\phantom{0}} - 7 = \boxed{\phantom{0}} - 6 = \boxed{\phantom{0}} - 4 =$

소요 시간

$\boxed{\phantom{0}} - 5 = \boxed{\phantom{0}} - 3 = \boxed{\phantom{0}} + 5 = \boxed{\phantom{0}} + 2 =$

분

$\boxed{\phantom{0}} + 8 = \boxed{\phantom{0}} + 1 = \boxed{\phantom{0}} + 7 = \boxed{\phantom{0}} - 8 =$

초

$\boxed{\phantom{0}} - 3 = \boxed{\phantom{0}} - 6 = \boxed{\phantom{0}} + 7 = \boxed{\phantom{0}} - 2 =$ ➡ 목적지

**2 단계** 실전! 계산하면서 '귀 → 어깨 → 무릎 → 어깨 → 귀' 순으로 만진다.

끄적 끄적

귀
어깨 → 어깨
무릎

**출발** $25 - 3 = \boxed{\phantom{00}} - 5 = \boxed{\phantom{00}} - 2 = \boxed{\phantom{00}} - 4 =$

$\boxed{\phantom{00}} + 3 = \boxed{\phantom{00}} + 5 = \boxed{\phantom{00}} + 1 = \boxed{\phantom{00}} + 4 =$

$\boxed{\phantom{00}} + 2 = \boxed{\phantom{00}} - 7 = \boxed{\phantom{00}} - 6 = \boxed{\phantom{00}} - 4 =$

$\boxed{\phantom{00}} - 5 = \boxed{\phantom{00}} - 3 = \boxed{\phantom{00}} + 5 = \boxed{\phantom{00}} + 2 =$

$\boxed{\phantom{00}} + 8 = \boxed{\phantom{00}} + 1 = \boxed{\phantom{00}} + 7 = \boxed{\phantom{00}} - 8 =$

$\boxed{\phantom{00}} - 3 = \boxed{\phantom{00}} + 6 = \boxed{\phantom{00}} - 7 = \boxed{\phantom{00}} - 2 \Rightarrow$ (목적지)

소요 시간                                         분            초

# 행동 제어 드릴 ①

**양손으로 각기 다른 동작**을 한다.

평소 쓰는 손(오른손잡이는 오른손, 왼손잡이는 왼손)으로 **'왼쪽 어깨→오른쪽 어깨→이마→턱'**을 순서대로 만지는 동작을 반복한다.

다른 쪽 손은 **'바위 · 보 · 가위'**를 반복하자.

양손을 동시에 최대한 빨리 움직이면서 평소 쓰는 손을 4회 반복하자.

목표 시간 20초

---

**1단계** 먼저 왼손과 오른손을 따로 연습한다.

먼저 평소 쓰는 손만 **'왼쪽 어깨→오른쪽 어깨→이마→턱'**을 순서대로 재빨리 만진다.

다름에는 다른 쪽 손만 '바위 · 보 · 가위'를 재빨리 한다.

잘할 수 있게 되면 2단계로 넘어간다.

2단계  실전! 양손을 동시에 최대한 빨리 움직이자.

평소 쓰는 손은

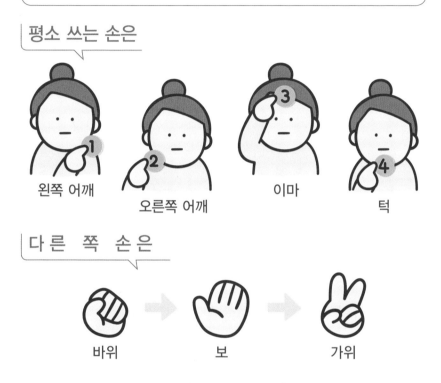

왼쪽 어깨

오른쪽 어깨

이마

턱

다른 쪽 손은

바위

보

가위

• 평소 쓰는 손이 3회째를 시작할 때(왼쪽 어깨를 만질 때), 다른 쪽 손의 동작은 '가위'다.

| 평소 쓰는 손을 4회 하는데 걸린 시간 | 분 | 초 |
| --- | --- | --- |

# 행동 제어 드릴 ②

'양손'과 '양발'로 각기 다른 동작을 한다.

**양손은 '1 · 2 · 3'의 삼박자로**

**'양손을 가슴에 엇갈리게 두고→양어깨→허벅지'에 두는 동작**을 반복한다.

**양발은 발을 가지런히 모은 상태에서 '1 · 2 · 3 · 4'의 사박자로**

**'왼발을 옆으로→제자리로→양발을 까치발→제자리로'를 반복한다.**

의자에 앉아서 해도 괜찮다.

손과 발을 동시에 최대한 빨리 움직이며 양손의 동작을 4회 하자.

> 목표 시간 20초

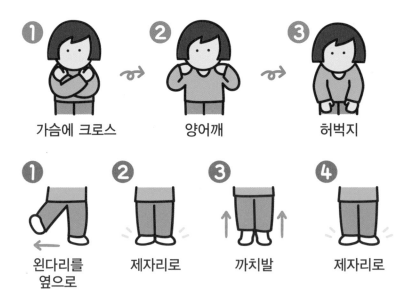

가슴에 크로스     양어깨     허벅지

왼다리를 옆으로     제자리로     까치발     제자리로

## 1단계  먼저 손과 발이 각기 잘할 수 있도록 연습한다.

양손과 양발이 잘할 수 있게 되면 실전에 들어간다.

## 2단계  실전! 손과 발을 동시에 최대한 빨리 움직이자.

'양손으로 삼박자, 동시에 양발로 사박자'

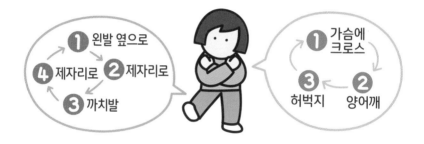

• 양손이 4회, 양발이 3회를 마치면 허벅지 위에 손을 놓은 자세가 된다.
• 성공하면 '왼발을 움직여서' 해보자.

| 양손을 4회 움직이는데 걸린 시간 | 분 | 초 |
| --- | --- | --- |

# 공간 인지 드릴 ❶

공간적 정보를 뇌를 사용해 처리하는 연습이다.

두 개의 글자가 있다.

**왼쪽 글자를 머릿속으로 회전시켜서 오른쪽 같이 되는지 생각하여 맞으면 ○,**

**틀리면 ×로 표시한다.**

| | |
|---|---|
| 풀이 시간 | 3분 |
| 목표 | 백 점 |

[ 예 시 ]

사 · ㅅ ·············· ○

사 · ㅅ ·············· ×

[ 요 령 ]

거울에 비친 것처럼 글씨가 반대로 되어 있는 경우는 ×로 표시한다.

102

공간 인지 드릴 **1** 1번째

왼쪽 글자를 머릿속으로 회전시켜서 오른쪽 같은 글자가 되는지 생각하여 맞으면 ○, 틀리면 ×로 표시한다.

① 마 · 뀸 ☐　② 리 · 디 ☐　③ 에 · 오 ☐

④ 헤 · 에을 ☐　⑤ 누 · 나 ☐　⑥ 세 · 쌔 ☐

⑦ 키 · 키 ☐　⑧ 레 · 쁘 ☐　⑨ 와 · 오 ☐

⑩ 코 · 터 ☐　⑪ 히 · 응 ☐　⑫ 토 · 톹 ☐

⑬ 끼 · 끼 ☐　⑭ 메 · 몰 ☐　⑮ 드 · 끼 ☐

⑯ 타 · 타 ☐　⑰ 아 · 오 ☐　⑱ 케 · 쌔 ☐

⑲ 하 · 하을 ☐　⑳ 나 · 나 ☐　㉑ 야 · 유 ☐

㉒ 기 · 기 ☐　㉓ 카 · 타 ☐　㉔ 도 · 또 ☐

정답 수

문제

# 고급편

왼쪽 글자를 머릿속으로 회전시켜서 오른쪽 같은 글자가 되는지 생각하여 맞으면 ○, 틀리면 ×로 표시한다.

① 치 · 치 ☐　② 두 · 구 ☐　③ 르 · 드 ☐

④ 나 · 두 ☐　⑤ 삐 · 삐 ☐　⑥ 마 · 마 ☐

⑦ 토 · 돝 ☐　⑧ 레 · 레 ☐　⑨ 아 · 우 ☐

⑩ 구 · 구 ☐　⑪ 코 · 코 ☐　⑫ 야 · 야 ☐

⑬ 짜 · 짜 ☐　⑭ 또 · 또 ☐　⑮ 누 · 누 ☐

⑯ 헤 · 헤 ☐　⑰ 케 · 케 ☐　⑱ 세 · 세 ☐

⑲ 투 · 투 ☐　⑳ 타 · 타 ☐　㉑ 꼬 · 또 ☐

㉒ 루 · 루 ☐　㉓ 키 · 키 ☐　㉔ 떠 · 떠 ☐

| 정답 수 | 문제 |
|---|---|

공간 인지 드릴 **①** **3번째**

왼쪽 글자를 머릿속으로 회전시켜서 오른쪽 같은 글자가 되는지 생각하여 맞으면 ○, 틀리면 ×로 표시한다.

① 五・乒 ☐　② 花・⚘ ☐　③ 見・見 ☐

④ 河・河 ☐　⑤ 空・空 ☐　⑥ 左・左 ☐

⑦ 子・子 ☐　⑧ 七・力 ☐　⑨ 気・気 ☐

⑩ 上・上 ☐　⑪ 水・水 ☐　⑫ 町・町 ☐

⑬ 名・名 ☐　⑭ 力・力 ☐　⑮ 引・引 ☐

⑯ 犬・犬 ☐　⑰ 休・休 ☐　⑱ 右・右 ☐

⑲ 女・女 ☐　⑳ 四・四 ☐　㉑ 夕・夕 ☐

㉒ 千・千 ☐　㉓ 先・先 ☐　㉔ 足・足 ☐

---

정답 수

문제

105

# 공간 인지 드릴 ❷

공간적인 정보를 뇌를 사용해 처리하는 연습이다.

**두 개로 쪼개진 한자를 합쳐서**

**문제와 같은 모양이 되는 것을 골라 ○로 표시하자.**

> 푸는 시간 1문제당 1분
> 목표 백 점

[ 예 시 ]

문제 '腦'(골 뇌)

① ② ③

> 정답은 ②
> ①은 '胸' (가슴 흉), ③은 '腸' (창자 장)

106

**1문제** '復'(돌아올 복)

① 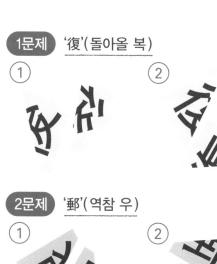 ② ③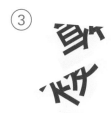

**2문제** '郵'(역참 우)

① 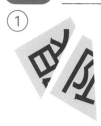 ② 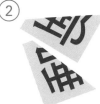 ③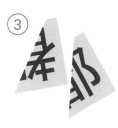

**3문제** '冷'(찰 랭)

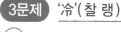

① 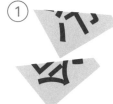 ② 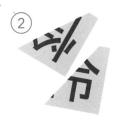 ③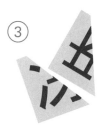

해답 수 　　　　　　　　　　　　　　　　　　　　 **문제**

# 종합력 드릴 ❶

두뇌 체조의 마무리 단계다. 마지막 트레이닝으로 지금까지 단련한 두뇌의 '회전 속도', '기억력', '행동 제어', '공간 인지'를 한 번에 사용하는 문제를 풀어보자.

왼쪽 위부터 순서대로 **그림의 이름을 최대한 빨리 말해보자.** 단 그림이 **'거꾸로 되어 있을'** 때는 그림 이름도 거꾸로 말한다.

목표 시간 30초

[ 예 시 ]

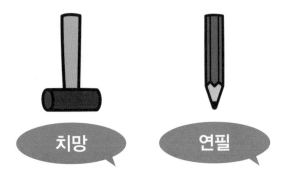

치망　　　　연필

종합력 드릴 **1** **1번째**

그림의 이름을 재빨리 말한다. 그림이 거꾸로 되어 있을 때는 그림 이름도 거꾸로 말한다.

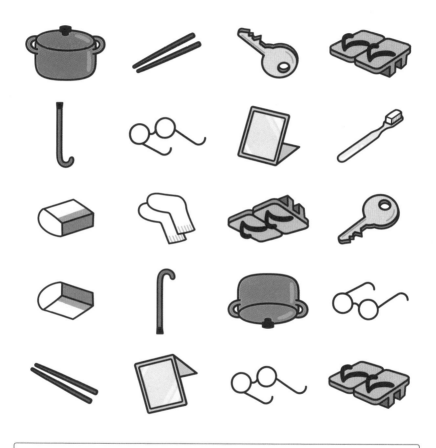

| 소요 시간 | |
|---|---|
| | 초 |

그림의 이름을 재빨리 말한다. 그림이 거꾸로 되어 있을 때는 그림 이름도 거꾸로 말한다.

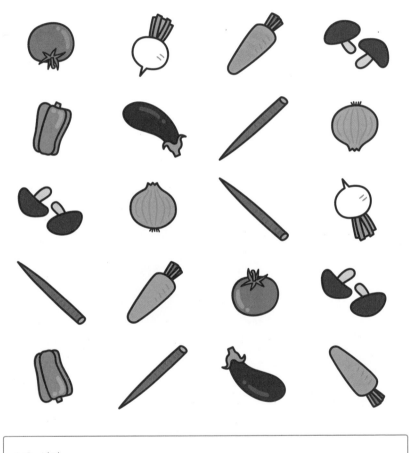

| 소요 시간 | 초 |
| --- | --- |

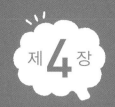

# 제 4 장

# 어디가 어떻게 다를까?
# 뇌가 '반짝반짝'한 사람과
# '쪼글쪼글'한 사람

함께 두뇌 체조 드릴을 시작한

단짝 반짝반짝 군과 쪼글쪼글 군.

하지만 좋은 결과를 내는 건 항상 반짝반짝 군이다.

대체 어디가 어떻게 차이나는 걸까?

이 둘의 생활을 살짝 엿보자!

두뇌 트레이닝을 하지 않는 시간에도

뇌를 사용해 활성화하는

'뇌에 좋은' 생활을 알아보자.

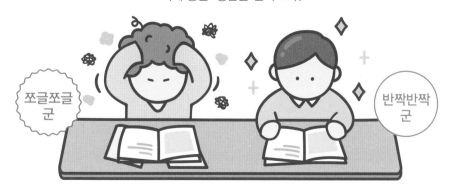

드릴을 하고 나서
반짝반짝 군 은 언제나
집에서 싸준 도시락을 먹는다.
그런데 쪼글쪼글 군 의 점심은
대부분 반찬가게 도시락이나 외식이다.

"반찬도 많고
예쁘게 담겨 있네!"

"아침에 먹다
남은 거야."

"그래? 나는 아침을 안 먹은 지
한참 되었어."

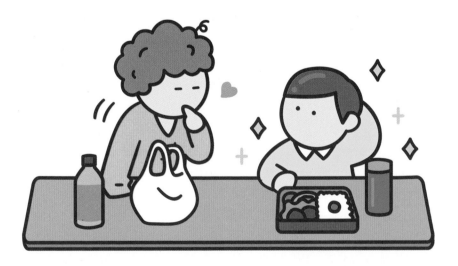

# 손수 만든 음식이
# 뇌를 활성화하는 보약

그래프 내용과 같이 우리가 한 실험에 따르면 '음식을 손수 만들어 먹는 생활습관은 뇌에 좋다'는 결과가 나왔다. 요리는 대단히 효과적인 두뇌 트레이닝이다. 또 음식을 만들 때, 전자레인지나 껍질 벗기는 칼과 같은 편리한 도구를 쓰지 않고 '되도록 자기 손으로 요리하기'를 가능한 범위에서 꾸준히 해보자.

그리고 우리 연구실 조사에 따르면 아침 식사의 반찬 가짓수가 많은 가정의 어린이일수록 발달 지수가 높았다. 뇌가 온 힘을 다하기 위해서는 주식뿐 아니라 반찬도 있는 균형 잡힌 식사가 필요하다는 점을 명심하자.

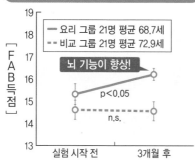

**매일 30분 요리로 뇌가 젊어진다!**

[FAB득점]

— 요리 그룹 21명 평균 68.7세
--- 비교 그룹 21명 평균 72.9세

**뇌 기능이 향상!**

p<0.05

n.s.

실험 시작 전    3개월 후

옆의 그래프는 도호쿠대학과 오사카가스가 공동 실시한 결과다. 매주 3시간 요리 강습을 받고 집에서 매일 30분 이상 요리를 한 요리 그룹과 하지 않은 비교 그룹을 3개월 뒤, 전두전야 기능을 측정했다. 그 결과 요리를 한 그룹의 뇌 기능이 뛰어나게 향상되었다.

113

"앗!"

쪼글쪼글 군은
밥을 흘렸다.
그러자 반짝반짝 군이 걸레를 갖고 와서
재빨리 깨끗하게 닦아주었다.

"집에서는 로봇 청소기가
해주는데.
고마워, 반짝반짝 군."

"괜찮아. 난 항상
빗자루와 걸레로
청소를 하거든!"

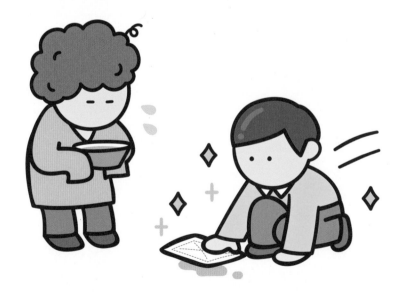

# 빗자루, 걸레, 먼지떨이……
# 청소 도구는 고전적일수록 뇌에 좋다

청소할 때는 빗자루, 먼지떨이, 걸레를 사용한 고전적인 방법으로 할수록 뇌에 효과적이다.

청소기나 청소포를 끼운 밀대, 버튼 하나만 누르면 움직이는 로봇 청소기 등 편리하고 편리한 방법을 선택할수록 뇌는 쇠퇴하기 때문이다.

요리와 마찬가지로 편리한 것에 의존하지 말고 자기 힘으로 그 일을 하려면 미리 정리정돈을 해놓고 먼지떨이로 먼지를 털고 빗자루로 먼지를 처리한 뒤 마지막으로 걸레질을 하는 '단계'를 밟아야 한다.

단계를 밟는 것은 다시 말해 나중을 생각하는 것이다. 계획을 세워 그에 맞추어 수고하는 것이 뇌에는 무척 좋은 일이다.

"난 매일 아침 일찍 일어나고 일찍 자!
내일 학교 가야 하니까
안녕히 주무세요."

"오늘은 재미있는
TV 프로가 있네.
밤샘하게 생겼어!"

둘은 다음 날 아침
함께 학교에 가야 하는데…
저녁을 보내는 방식이
크게 다른 모양이다.

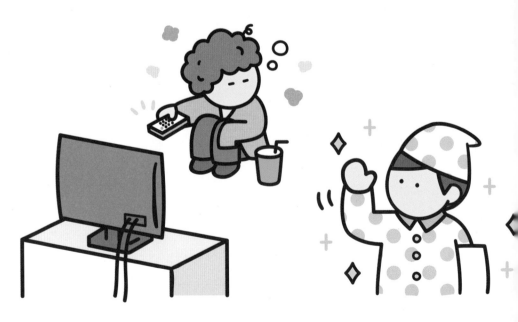

# 스마트폰 & TV를 멀리하는
# 일찍 자는 생활이 치매를 멀리한다

수면 부족 상태가 되면 학습이나 기억에 크게 관여하는 '해마'라는 뇌 부분이 작아지고, 스트레스와 우울증, 알츠하이머형 치매에 걸리는 경향이 커진다고 한다.

그렇게 되지 않으려면 일찍 자고 일찍 일어나서 양질의 수면 시간을 확보해야 한다.

또 TV 시청 시간이 긴 고령자일수록 사물을 생각할 때 활동하는 전두전야에 혈액이 적게 공급된다. 그래서 인지 기능이 저하해 알츠하이머형 치매에 걸릴 위험이 커진다는 사실이 밝혀졌다. 이것은 스마트폰도 마찬가지다.

TV와 스마트폰은 하루 1시간 정도로 '적당히' 하자.

오늘은 외출하는 날.
두 사람은 지하철역에서 만났다.

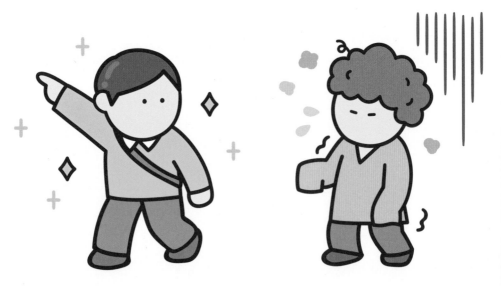 "별로 멀지 않으니까
걸어가자!"

"그, 그럴까?"

밤늦게까지 TV를 봐서
수면 부족인 쪼글쪼글 군은
아무래도 택시를 타고 싶었던 것 같다.

(그러고 보면
오랜만에 걸어가는구나)

# 많이 걸을수록 치매와 멀어진다

운동(유산소운동)은 뇌 기능을 향상하여 알츠하이머형 치매를 예방하는 효과가 있다. 즉 걷기도 엄연한 두뇌 체조다.

걸어가면 오감이 자극되고 '이 모퉁이를 돌아서'라거나 '도로 표식의 의미를 생각하면서' 뇌의 다양한 기능이 자연스럽게 작동한다. 이것은 요리나 청소를 할 때의 '단계를 밟는 것'과 같다.

반면 택시나 자동차로 오가는 것은 뇌에 나쁜 영향을 주지만, 건강 상태가 좋지 않아 어쩔 수 없는 사람도 있을 것이다. 자신의 의지로 이동수단을 결정할 수 있는 사람은 이동에 드는 수고를 다시한 번 생각해서 지금보다 '좀 귀찮은' 정도를 선택해서 실천해보자.

"안녕하세요. 제 이름은
반짝반짝이에요."

외출해서 처음 만난 사람과도
적극적으로 이야기하는 반짝반짝 군.
그런데 쪼글쪼글 군은
아무 말도 하지 못한다.

 (친하지 않은 사람과
이야기하고 싶지 않아⋯⋯)

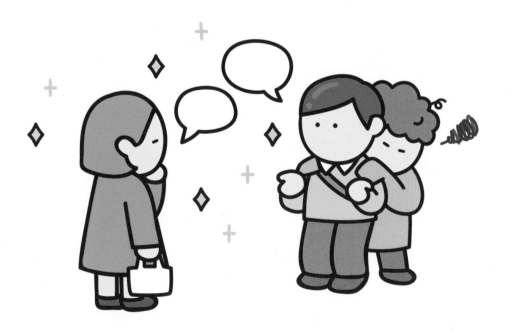

# '남과 대화하고' '배려하는 것'은
# 뇌를 고도로 활성화시킨다

휴대전화나 컴퓨터가 보급되면서 직접 대면하지 않아도 되는 간접적 소통 방식을 하는 경우가 늘어났다. 그러나 뇌에 좋은 생활은 사람과 직접 만나서 이야기하는 것이다. 상대방이 처한 상황과 입장, 표정, 어조, 기분에 맞춰가며 대화하기 때문이다. 또 말을 고르고 목소리 톤을 조정하는 등 한 번에 여러 작업을 해야 한다. 즉, 뇌를 복잡하게 사용한다는 말이다.

자, 반짝반짝 군과 쪼글쪼글 군의 생활이 어떻게 다른지 살펴봤다.
자신의 생활과 비교해보면 어떨까?
너무 힘들게 할 필요는 없지만 조금씩 뇌를 많이 자극하는 '귀찮은' 방식을 선택해 실천하자.

#  두뇌 체조가 '뇌의 쇠퇴'를 '성장'으로 바꾼다

이 책은 전작 《치매 걸린 뇌도 좋아지는 두뇌 체조》 2탄이다. 전작보다 양과 질을 대폭 강화한 문제를 알차게 실었다.

초급부터 고급까지, 각 단계마다 즐겁게 풀었으리라 생각이다.

물론 그중에는 '쉽게 풀리지 않는데?'라는 문제도 있을 것이다. 실은 그것이 이 책의 중요한 부분이다.

두뇌 트레이닝은 '아슬아슬하게 어려운' 문제를 푸는 것이 대단히 중요하기 때문이다.

우리 연구에 따르면 뇌는 너무 쉬운 문제에도, 너무 어려운 문제에도 활발하게 반응하지 않는다고 밝혀졌다.

앞에서도 말했지만 단순한 숫자나 기호를 이용하여 적당히 어려운 계산과 암기 문제를 최대한 빨리 푸는 것이 뇌를 가장 활성화한다.

초급부터 시작해도 매일 꾸준히 풀다 보면 점차 정답을 맞히는 데 걸리는 시간이 짧아지고 쉽게 느껴질 것이다. 그러면 뇌의 활성화 효과가 떨어진다. 익숙해졌다 싶으면 한 단계 위인 중급편 그리고 고급편 순으로 단계를 올리자.

항상 '약간 어려운데'라고 느끼는 문제를 푸는 데 유의하자. '쉽고 편리한' 보다는 '손이 가서 귀찮은' 것을 선택하는 것이 뇌가 쇠퇴하지 않도록 하는 비결이다.

우리는 나이를 먹는 것에 '쇠퇴'라는 이미지를 연관시킨다. 그러나 뇌는 육체와 마찬가지로 아무리 나이를 먹어도 충분히 단련할 수 있는 기관이다.

오히려 뇌는 우리가 노력하는 만큼 부응하며 언제나 성장하기를 바란다. 그렇게 믿으면 된다.

그러니 우리도 이 책을 통해 뇌의 긍정적인 욕구에 부응해주자.

나이를 먹는다는 것은 '나'라는 역사를 쌓아가는 행위이며 본래 인간으로서의 발달과 성장을 촉진하는 것이다.

열 살짜리 꼬마가 스무 살 성인이 되는 것과 일흔 살 할머니가 여든이 되는 것은 똑같이 '10년이라는 시간이 쌓여서 이루어진 것'이다.

나는 고령기를 '지적으로 성숙한 인생의 발전기'라고 해석한다.

나이를 먹을수록 인생이 풍요로워진다.

오늘부터 그렇게 '멋지게 늙어가는 것'을 목표로 현명하게 나이를 먹어 가면 어떨까?

가와시마 류타

공동 역자

## ● 이주관

부산광역시 주관한의원 원장으로 동국대학교 한의과대학을 졸업했다. 대한한방성장학회 전 회장, 인제대학교 물리치료학과 외래교수 역임했으며, 한의사모임 Zero Pain 맥진내경학회 회장, 한의자연요법 지부회장이다.

《한의학 교실》, 《얼굴을 보면 숨은 병이 보인다》, 《우울증 먹으면서 탈출》, 《만지면 알 수 있는 복진 입문》, 《침구진수》, 《그림으로 보는 수진》, 《향기치료: 아로마테라피와 첨단의료》 등의 번역서와 《당뇨병이 좋아진다》, 《고려의학 침뜸치료의 묘미》, 《맨손요법의 진가》, 《치매 걸린 뇌도 좋아지는 두뇌 체조》를 감수했다. 또한 MBC·KBS·KNN 등 건강프로그램에 다수 출연했다.

• http://www.주관한의원.com/
• 휴대전화: 010-9315-6633
• e-mail: jook1090@hanmail.net


## ● 오시연

동국대학교 회계학과를 졸업했으며 일본 외어전문학교 일한통역과를 수료했다. 번역 에이전시 엔터스코리아에서 출판기획 및 일본어 전문 번역가로 활동하고 있다.

주요 역서로는 《치매 걸린 뇌도 좋아지는 두뇌 체조》, 《당신의 뇌는 최적화를 원한다》, 《핵심정리 비즈니스 프레임워크 69》, 《거꾸로 생각하라》, 《일 잘하는 사람의 6가지 원칙》, 《월급쟁이 자본론》, 《회계의 신》, 《드러커 사고법》, 《생각만 하는 사람 생각을 실현하는 사람》 등이 있다.

치매 걸린 뇌도 좋아지는

# 두뇌 체조 드릴 drill

2019년 10월 25일  1판 1쇄 발행

지은이 가와시마 류타(川島隆太)
옮긴이 이주관 오시연

펴낸이 최봉규
펴낸곳 청홍(지상사)
등록번호 1999년 1월 27일 제2017-000074호

주소 서울 용산구 효창원로64길 6(효창동) 일진빌딩 2층
우편번호 04317
전화번호 02)3453-6111  팩시밀리 02)3452-1440
홈페이지 www.cheonghong.com
이메일 jhj-9020@hanmail.net

한국어판 출판권 ⓒ 청홍(지상사), 2019
ISBN 978-89-90116-97-0 04510
ISBN 978-89-90116-96-3 (세트)

이 도서의 국립중앙도서관 출판시도서목록(CIP) e-CIP홈페이지(http://www.nl.go.kr/ecip)와
국가자료공동목록시스템(http://www.nl.go.kr/kolisnet)에서 이용하실 수 있습니다.
(CIP제어번호: CIP2019037571)

* 잘못 만들어진 책은 구입처에서 교환해 드리며, 책값은 뒤표지에 있습니다.

# 한의학 교실

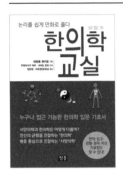

네모토 유키오 / 장은정 이주관

한의학의 기본 개념에는 기와 음양론 오행설이 있다. 기라는 말은 기운 기력 끈기 등과 같이 인간의 마음 상태나 건강 상태를 나타내는 여러 가지 말에 사용되고 있다. 행동에도 기가 관련되어 있다. 무언가를 하려면 일단 하고 싶은 기분이 들어야한다.

값 16,500원  신국판(153*224)  256쪽
ISBN978-89-90116-95-6  2019/9 발행

# 우울증 먹으면서 탈출

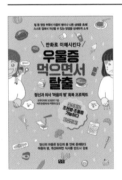

오쿠다이라 도모유키 / 이주관 박현아

매년 약 1만 명 정도가 심신의 문제가 원인이 되어 자살하고 있다. 정신의학에 영양학적 시점을 도입하는 것이 저자의 라이프워크이다. 음식이나 영양에 관한 국가의 정책이나 지침을 이상적인 방향으로 바꾸고 싶다. 저자 혼자만의 힘으로 이룰 수 없다.

값 14,800원  국판(148*210)  216쪽
ISBN978-89-90116-09-3  2019/7 발행

# 만지면 알 수 있는 복진 입문

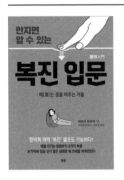

히라지 하루미 / 이주관 장은정

한의학은 중국 고래의 의술로 종합적으로 조합해 치료한다. 탕액인 한약과 침과 뜸인 침구, 안마, 양생 등이다. 그중에서도 양생은 식사, 수면, 마음가짐, 성생활, 입욕, 의복과 주거 등 모든 일상생활을 포함하는데, '첫째가 양생, 둘째가 약'이라는 말이 있을 정도다.

값 15,800원  국판(148*210)  216쪽
ISBN978-89-90116-08-6  2019/8 발행

# 혈관을 단련시키면 건강해진다

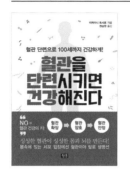

이케타니 토시로 / 권승원

이 책은 단순히 '어떤 운동, 어떤 음식이 혈관 건강에 좋다'를 이야기하지 않는다. 동양의학의 고유 개념인 '미병'에서 출발하여 다른 뭔가 이상한 신체의 불편감이 있다면 혈관이 쇠약해지고 있는 사인임을 인지하길 바란다고 적고 있다. 또한 관리법이 총망라되어 있다.

값 13,700원  사륙판(128*188)  228쪽
ISBN978-89-90116-82-6  2018/6 발행


# 혈압을 낮추는 최강의 방법

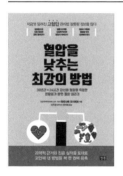

와타나베 요시히코 / 이주관 전지혜

저자는 고혈압 전문의로서 오랜 임상 시험은 물론이고 30년간 자신의 혈압 실측 데이터와 환자들의 실측 데이터 그리고 다양한 연구 논문의 결과를 책에 담았다. 또 직접 자신 혈압을 재왔기 때문에 혈압의 본질도 알 수 있었다. 꼭 읽어보고 실천하여 혈압을 낮추길 바란다.

값 15,000원  국판(148*210)  256쪽
ISBN978-89-90116-89-5  2019/3 발행


# 당뇨병이 좋아진다

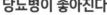

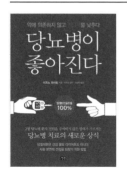

미즈노 마사토 / 이주관 / 오승민

당질제한을 완벽하게 해낸 만큼 그 후의 변화는 매우 극적인 것이었다. 1년에 14kg 감량에 성공했고 간(肝)수치도 정상화되었다. 그뿐만 아니라 악화일로였던 당화혈색소도 기준치 한계였던 5.5%에서 5.2%로 떨어지는 등 완전히 정상화되었다. 변화는 그뿐만이 아니었다.

값 15,200원  국판(148*210)  256쪽
ISBN978-89-90116-91-8  2019/5 발행

## 약에 의존하지 않고 콜레스테롤 중성지방을 낮추는 방법

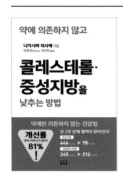

나가시마 히사에 / 이주관 이진원

일반적으로 사람들은 콜레스테롤과 중성지방의 수치가 높으면 건강하지 않다는 생각에 낮추려고만 한다. 하지만 혈액 검사에 나오는 성분들은 모두 우리 인간의 몸을 이루고 있는 중요한 구성 물질들이다. 이 책은 일상생활에서 스스로 조절해 나가기 위한 지침서다.

값 13,800원  사륙판(128*188)  245쪽
ISBN978-89-90116-90-1  2019/4 발행

## 경락경혈 피로 처방전

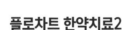

후나미즈 타카히로 / 권승원

경락에는 몸을 종으로 흐르는 큰 경맥과 경맥에서 갈려져 횡으로 주행하는 낙맥이 있다. 또한 경맥에는 정경이라는 장부와 깊은 관련성을 가지는 중요한 12개의 경락이 있다. 장부란 한의학에서 생각하는 몸의 기능을 각 신체 장기에 적용시킨 것이다.

값 15,400원  국판(148*210)  224쪽
ISBN978-89-90116-94-9  2019/9 발행

## 플로차트 한약치료2

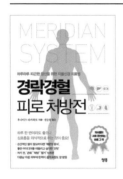

니미 마사노리 / 권승원

기본 처방에 해당되는 것을 사용하면 될 것을 더 좋은 처방이 없는지 고민한다. 선후배들이 그런 일로 일상 진료에 고통을 받는 것을 자주 목격했다. 2권은 바로 매우 흔하고, 당연한 증례를 담고 있다. 1권을 통해 당연한 상황에 바로 낼 수 있는 처방이 제시되었다.

값 19,500원  사륙변형판(120*188)  256쪽
ISBN 978-89-90116-87-1  2019/2 발행